BALEIA E O PREÁ

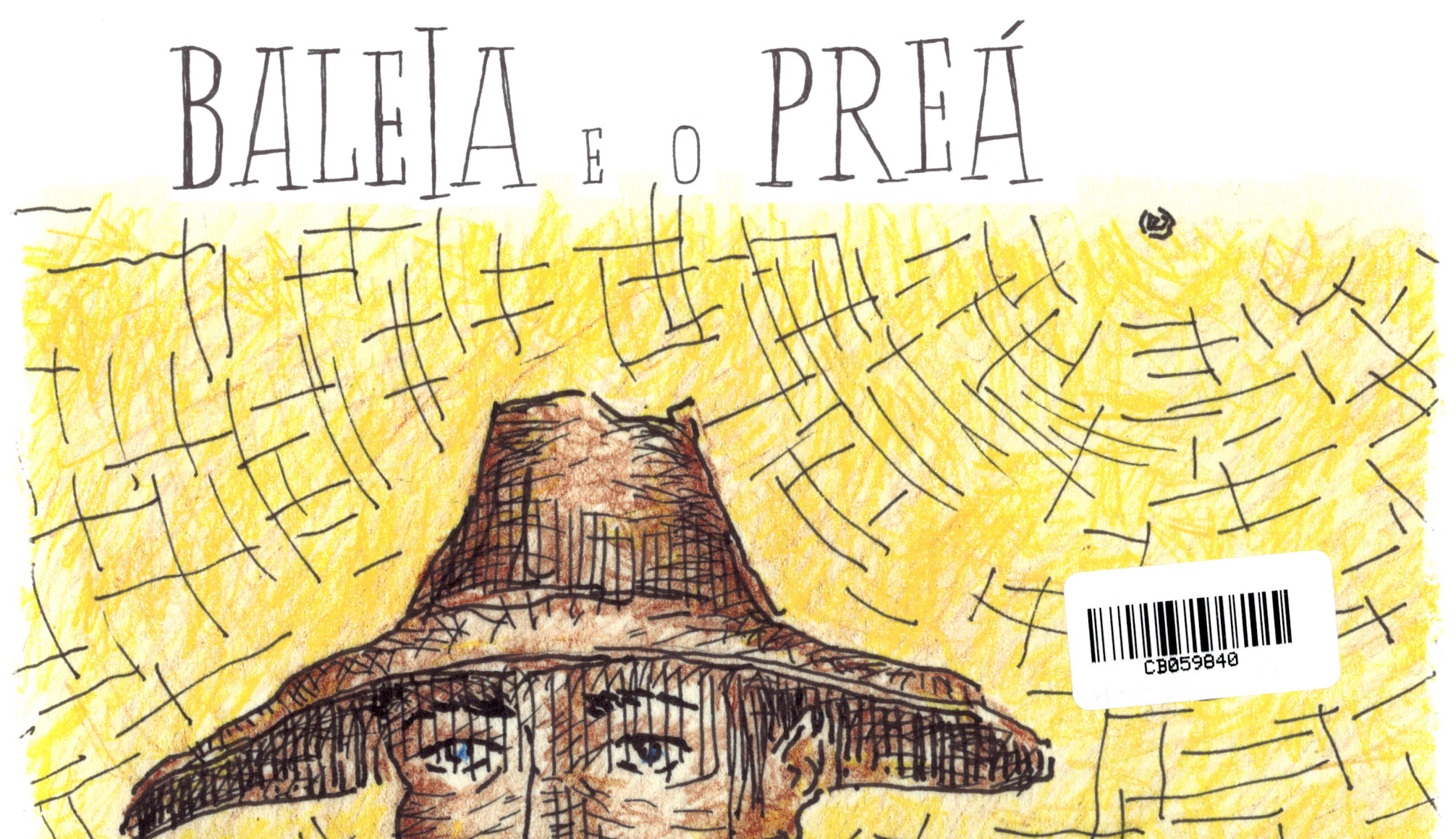

Baleia e o preá
© Fernandoapires, texto e ilustrações, 2024.
© Palavras Projetos Editoriais Ltda., 2024.
Publicado mediante acordo com agência literária Mil-Folhas

Responsabilidade editorial:
Ebe Spadaccini

Edição:
Denis Antonio
Vivian Pennafiel

Revisão:
Camila Lins
Patrícia Murari
Simone Garcia

Edição de arte:
Walmir Santos

Diagramação:
Gustavo Abumrad

Produção gráfica:
Isaias Cardoso

Impressão e acabamento:
Gráfica Printi

1ª edição • São Paulo • 2024

PALAVRAS

Todos os direitos reservados à Palavras Projetos Editoriais Ltda.
Rua Padre Bento Dias Pacheco, 62, Pinheiros
CEP 05427-070 – São Paulo – SP
Telefone: +55 11 2362-5109
www.palavraseducacao.com.br
faleconosco@palavraseducacao.com.br

Dados Internacionais de Catalogação na Publicação (CIP) de acordo com ISBD

F363b	Fernandoapires
	Baleia e o preá / Fernandoapires ; ilustrado por Fernandoapires. – São Paulo: Palavras Projetos Editoriais Ltda., 2024.
	48 p. : il ; 16,5 cm × 27,5 cm.
	ISBN: 978-65-6078-176-4
	1. Literatura infantil. I. Título.
2024-3845	CDD 028.5
	CDU 82-93

Elaborado por Odilio Hilario Moreira Junior - CRB-8/9949

Índice para catálogo sistemático:
1. Literatura infantil 028.5
2. Literatura infantil 82-93

BALEIA E O PREÁ

FERNANDO A PIRES

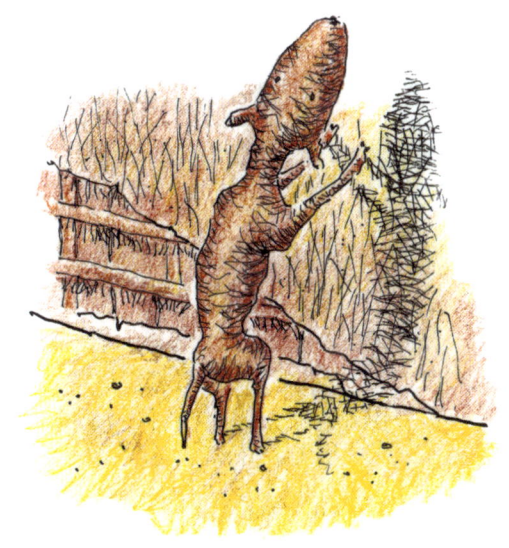

1ª edição • São Paulo • 2024

PALAVRAS

A família estava exausta e
faminta. Eles caminharam
o dia inteiro pelo sertão
à procura de uma sombra
e de alguma esperança.

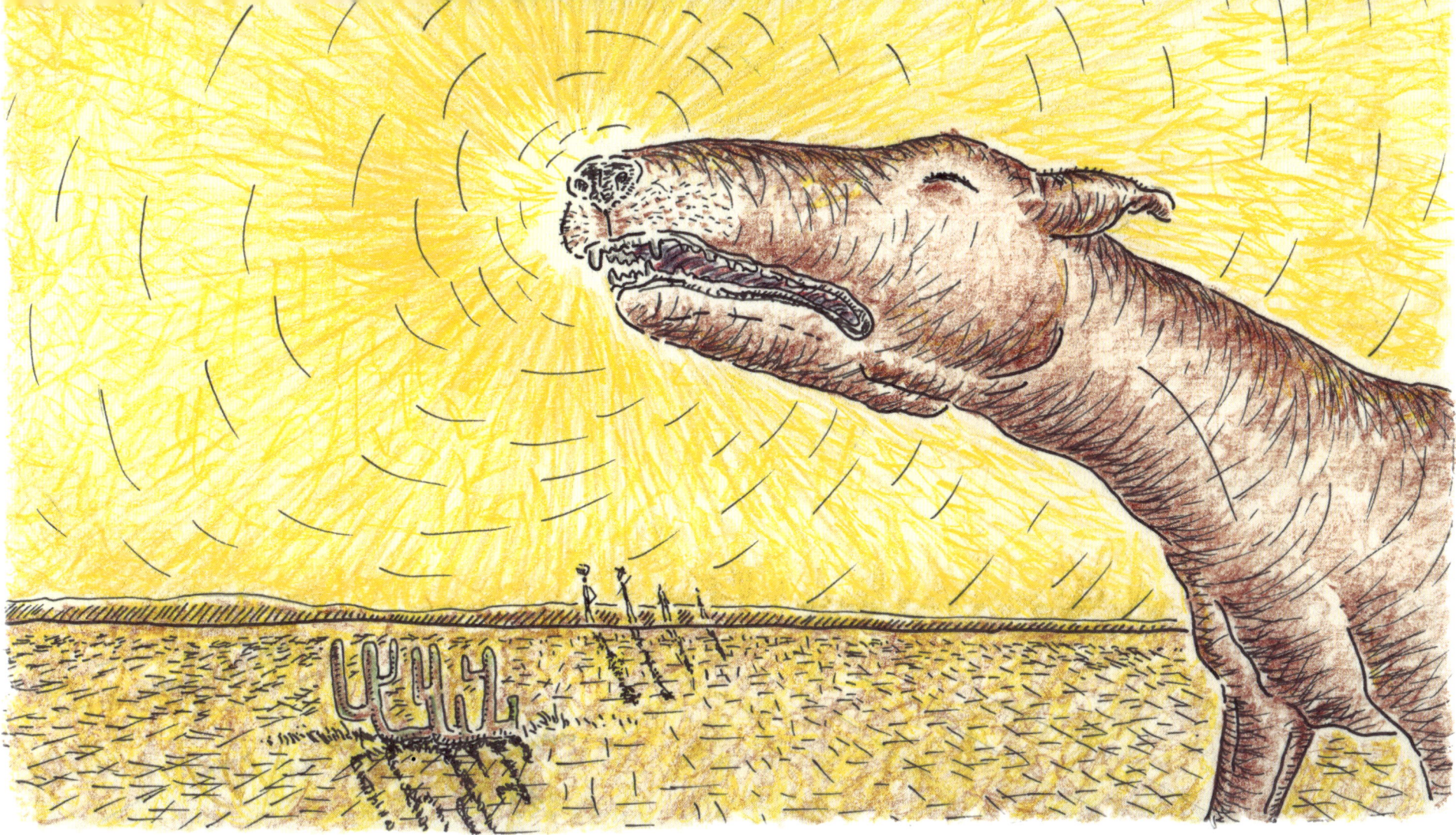

Era uma família pequena:
Fabiano, sinhá Vitória,
os dois meninos
e a cachorra Baleia.

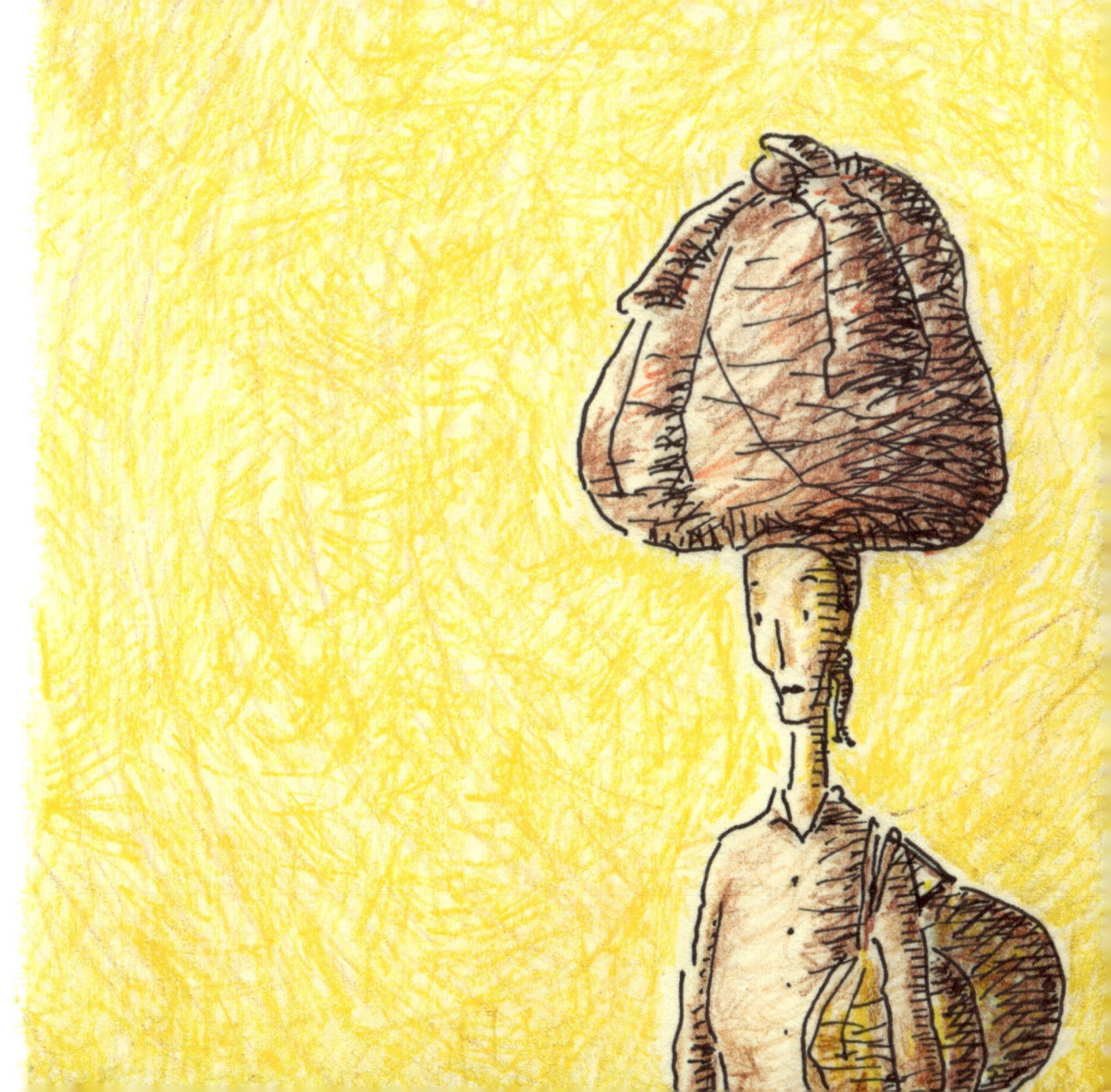

O papagaio havia sido
sacrificado no dia anterior.
Ele não falava muito,
talvez porque ninguém
na família falasse muito.
Mas ele sabia latir como
Baleia. Eles eram amigos...

Agora o que restava da família
procurava algum abrigo do sol.

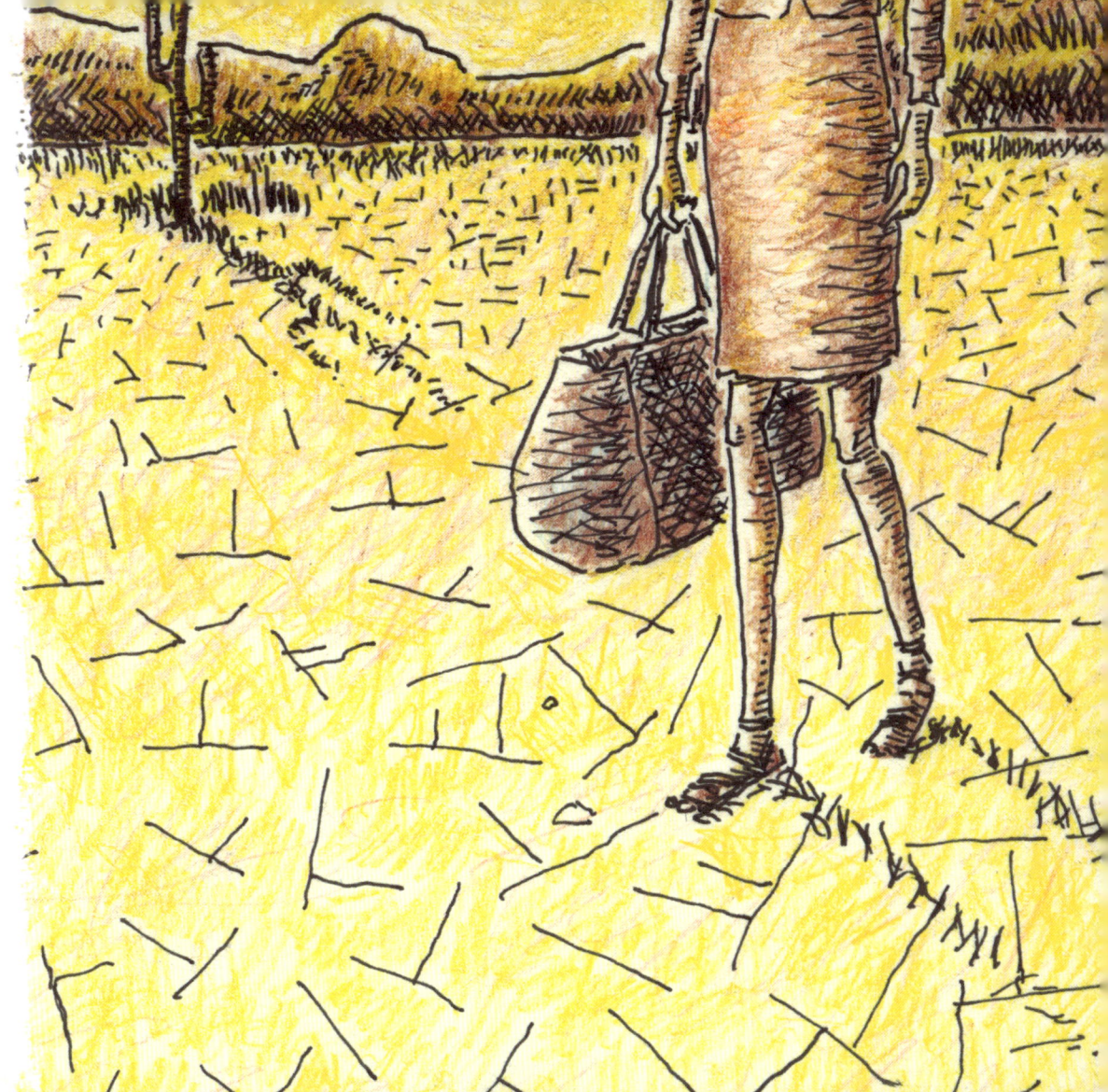

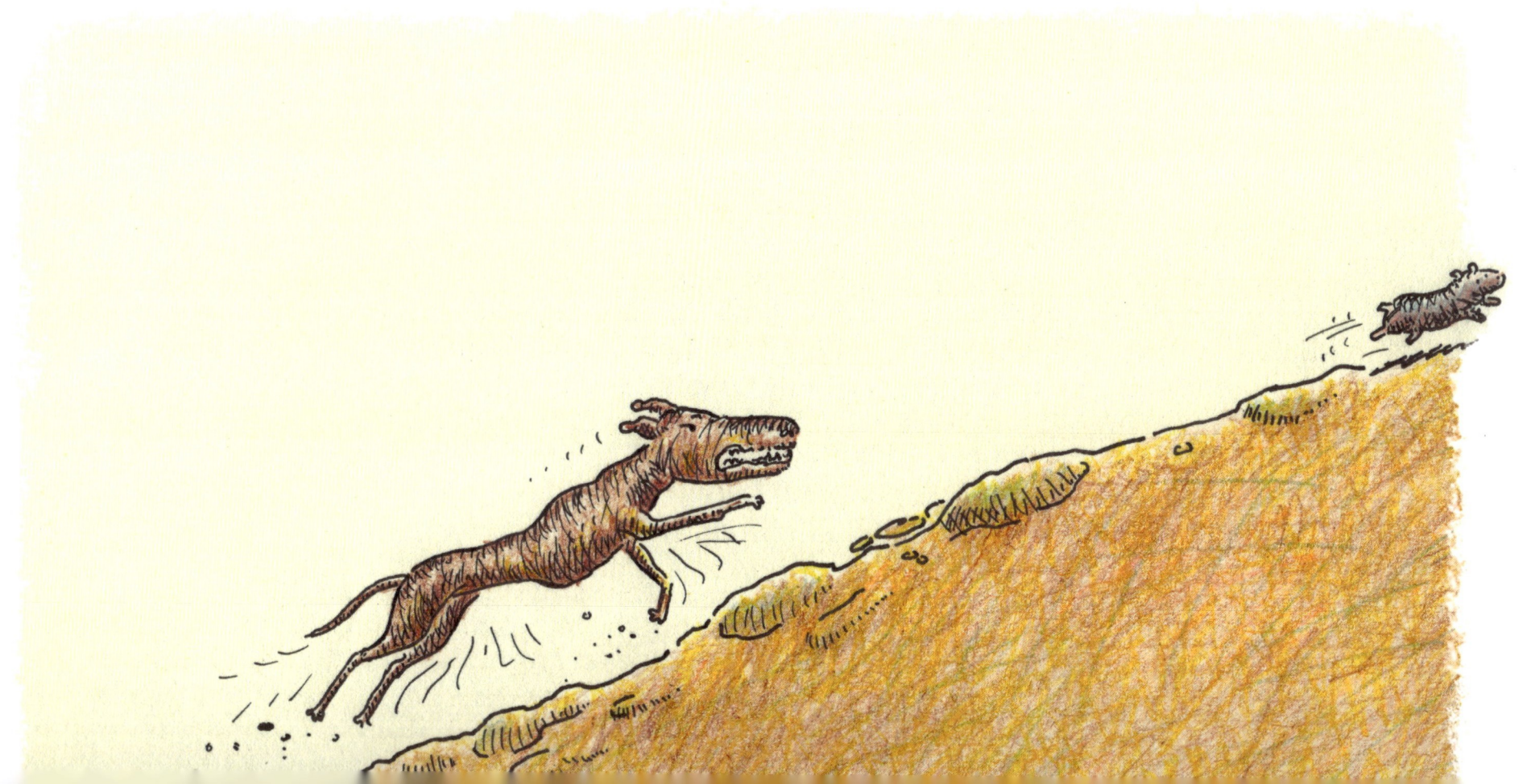

Baleia farejou o ar.

Subiu o morro correndo e
se jogou em cima de um
dos preás que vasculhavam
o chão, uma mistura de barro
ressecado com pedregulhos.

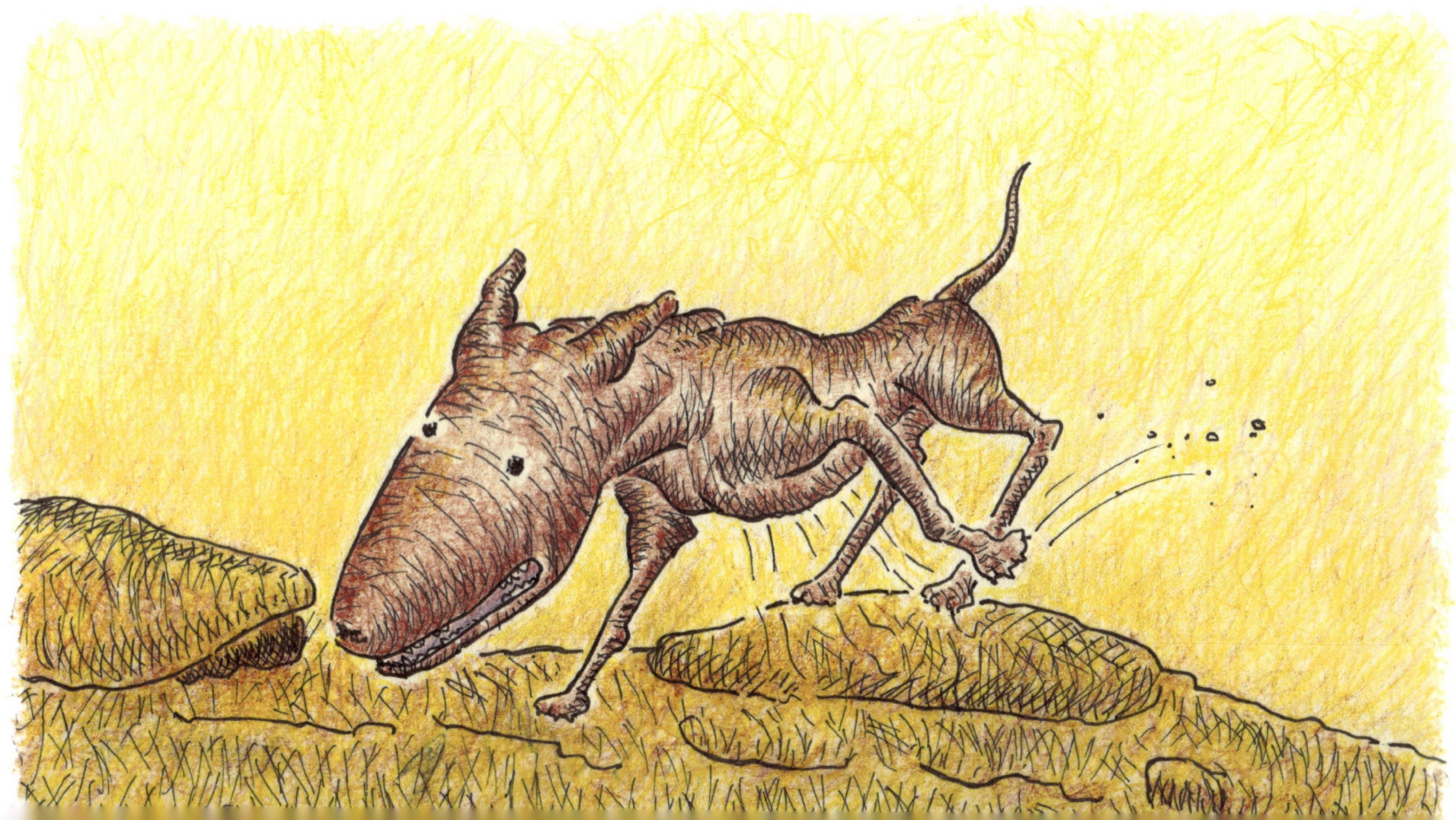

Esses animaizinhos, os preás, eram ágeis e esconderam-se na toca antes que a cachorra pudesse ameaçá-los.

Pode ser que as pernas doloridas e o cansaço da cachorra tenham atrapalhado o seu ataque.

Ela ainda tentou desesperadamente, mas o chão pedregoso impedia que cavasse atrás dos bichinhos.

A toca era intransponível.

Baleia andou o dia inteiro com Fabiano,
sinhá Vitória e os meninos, o dia inteiro
sob o sol, e estava muito cansada.

Agora ela não podia fazer nada senão esperar.

Baleia sentou-se no alto do morro, as patas
dianteiras em pé, arfando com a língua para fora.
Nem sinal dos preás, a não ser pelo cheiro que
ainda invadia suas narinas sensíveis.

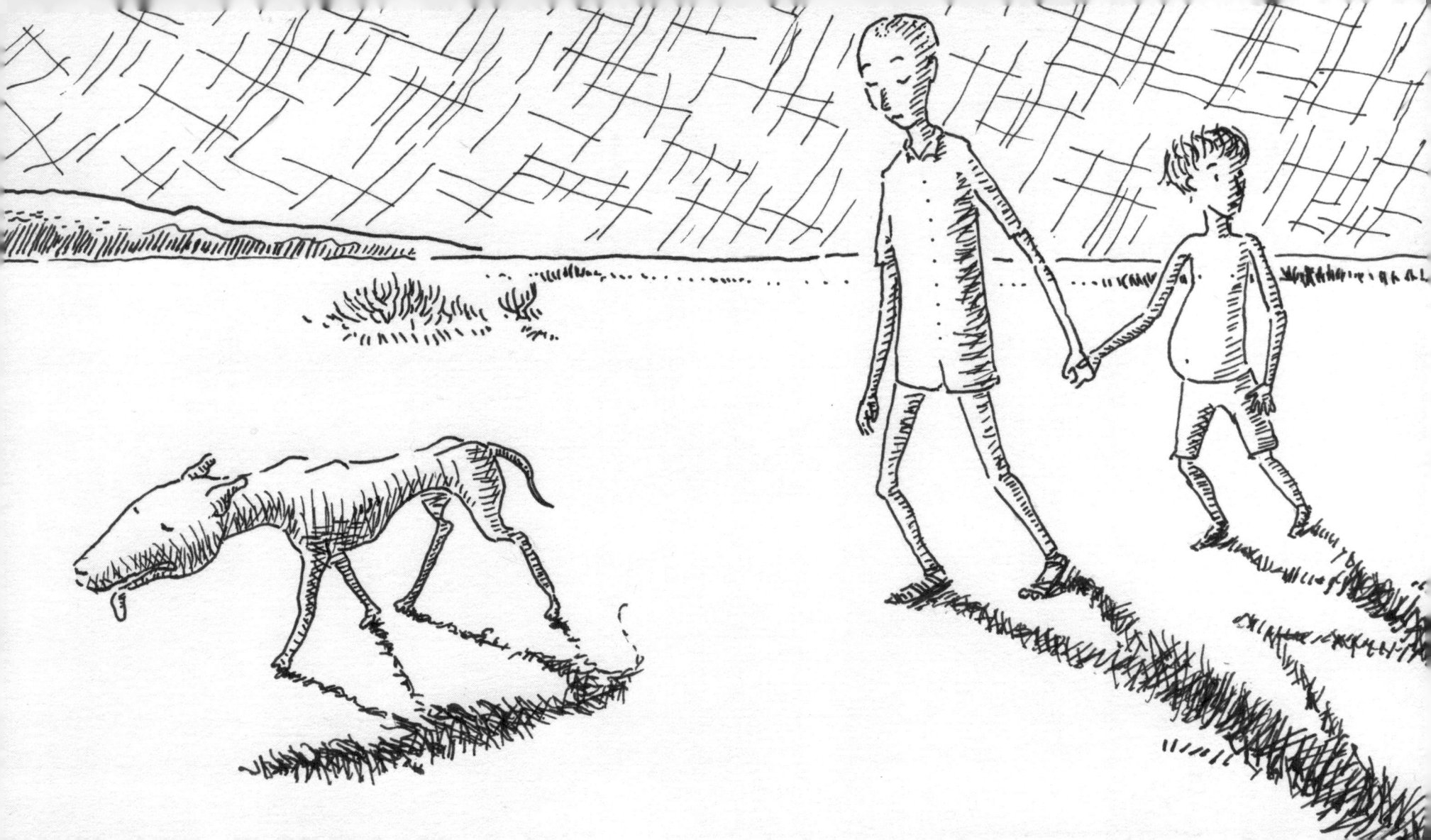

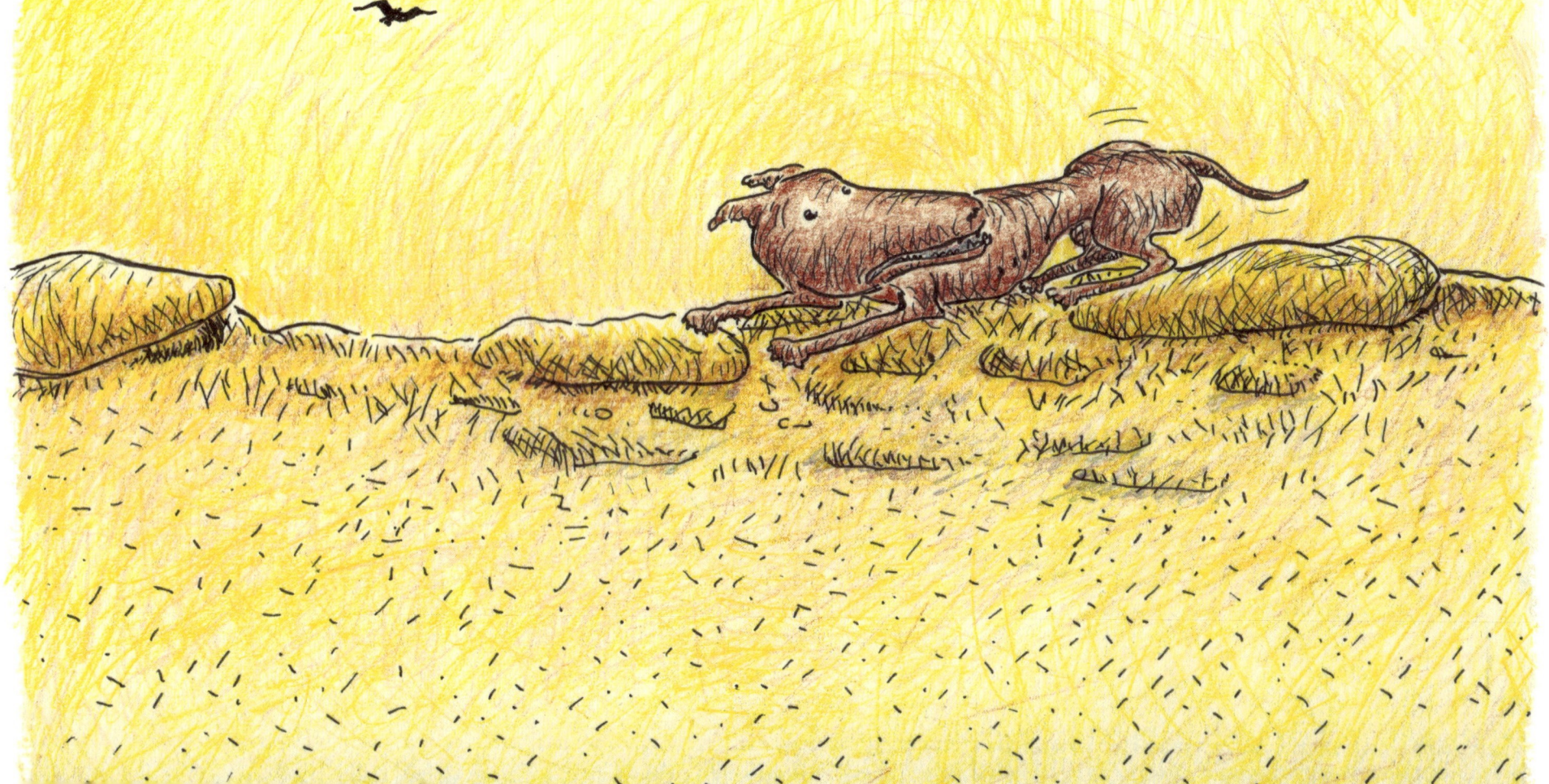

O chão onde ela se sentara estava mais quente do que o chão de terra ressecada. Estava muito quente porque havia um pedregulho enterrado no barro seco.

A cachorra Baleia ainda levantou o bumbum pensando em encontrar um lugar mais fresco para esperar...

Bolou um plano na sua cabeça e sentou-se novamente na pedra quente, que havia absorvido o calor do sol por um dia inteiro.

Agora já dava até para suportar um pouco melhor o calor da pedra. Aos poucos ela queimava menos.

Baleia deitou o corpo inteiro contra o chão pedregoso.

Ela era osso puro, e as pedras, além de quentes, machucavam sua pele. Machucavam seus ossos salientes.

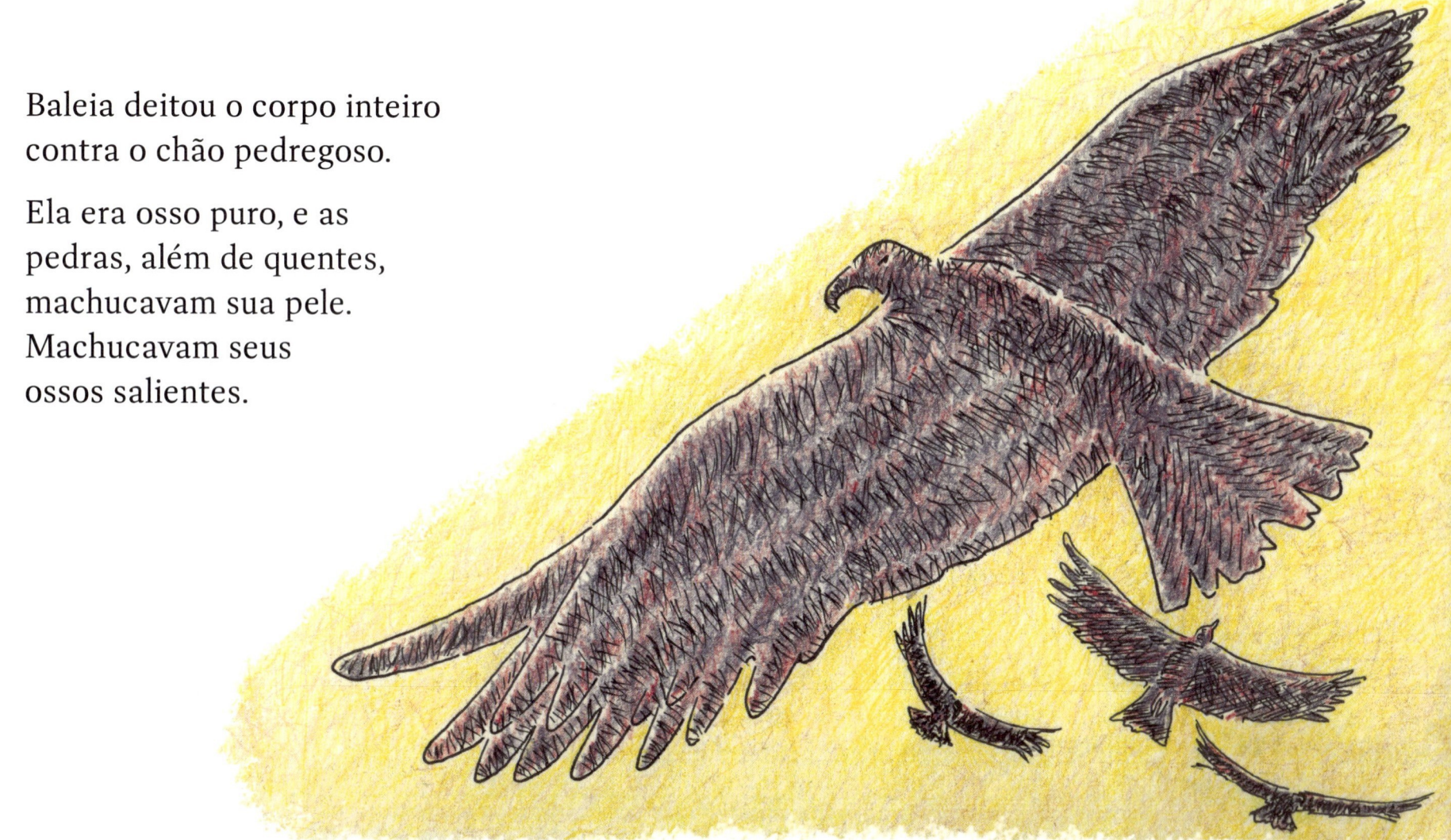

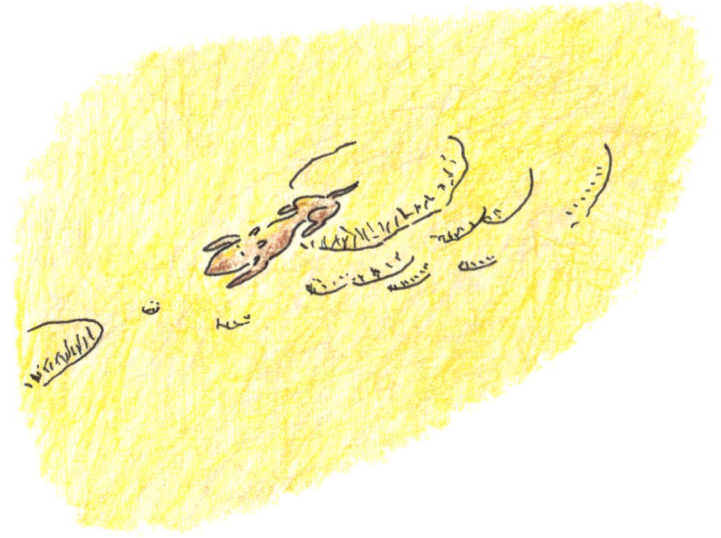

De toda forma, era bom deitar. Exigia menos esforço do que ficar em pé andando. Mas era muito perigoso pegar no sono assim.

Depois ela enfiou as garras das patas traseiras nos pedregulhos e fingiu fechar os olhos.

Só não podia dormir.

Aqueles preás tinham que voltar.
Tinham que sair dos seus buracos.

Eles tinham que voltar.

Quando saíssem das tocas, ela sentiria
seu cheiro bem forte e poderia tentar
novamente. Talvez a sua última tentativa.

Onde estaria o seu amigo papagaio agora?

Se a família não tivesse andado durante todo o dia, ela teria conseguido dar o bote no preá. Suas pernas estavam cansadas da caminhada. Estavam magras também.

Sem dúvida, se eles não tivessem andado durante todo o dia quase sem água, ela com certeza teria conseguido pegar o preá, e eles teriam agora essa caça preciosa.

Seus olhos pestanejavam e se fechavam de verdade. Era o cansaço e o calor que faziam isso.

Ela não queria dormir. E nem podia.

Era a sua obrigação caçar, mas enquanto esses preás estivessem entocados nos seus buracos de pedra, ela não podia fazer muita coisa.

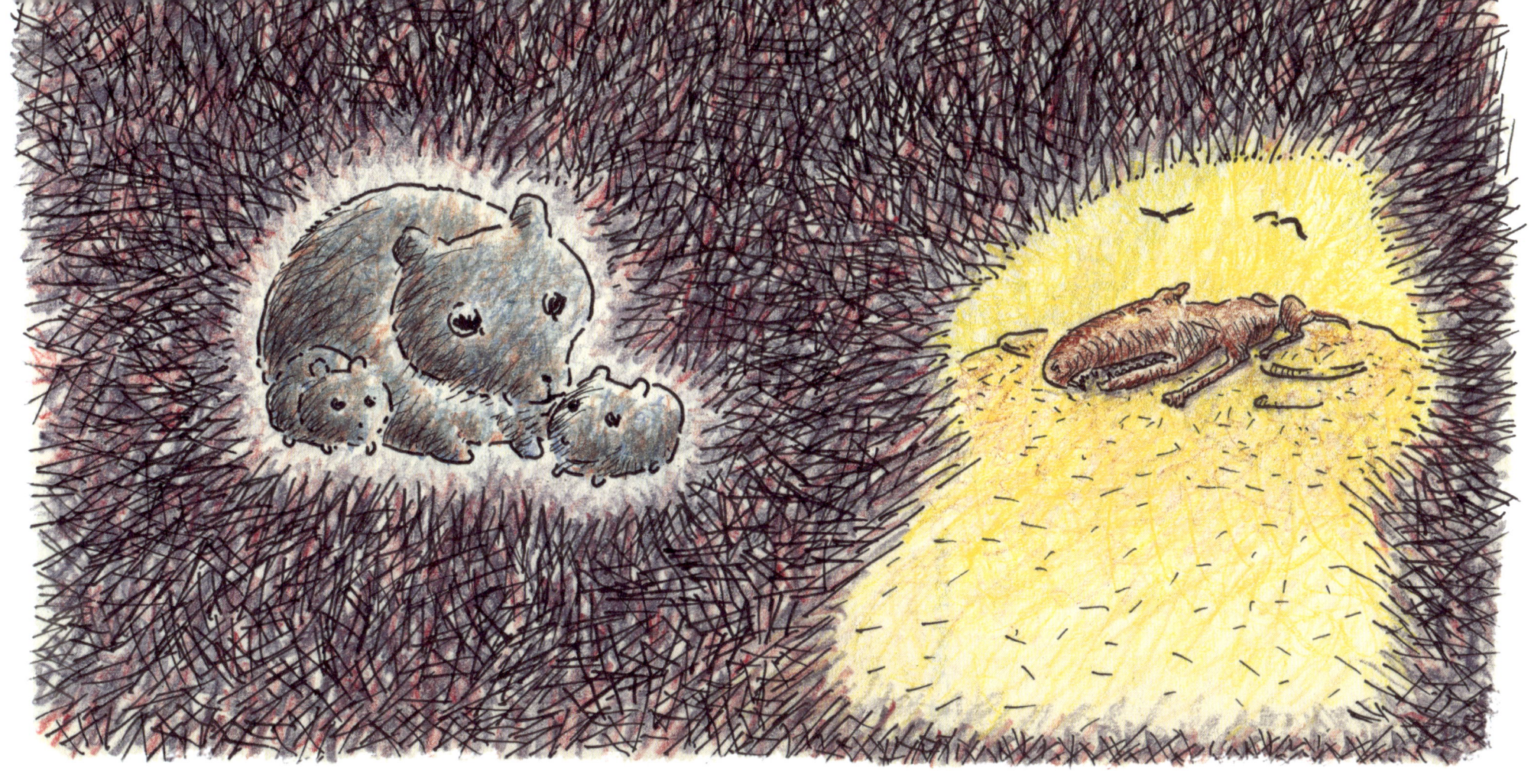

Foi besteira sair correndo e latindo atrás do roedor.

Isso o alertou e deu tempo para ele fugir.

Baleia já havia caçado vários preás como esse antes.
É certo que, na época, ela era mais jovem
e tinha mais força. Não era só osso como agora e
não tinha andado o dia todo debaixo do sol.

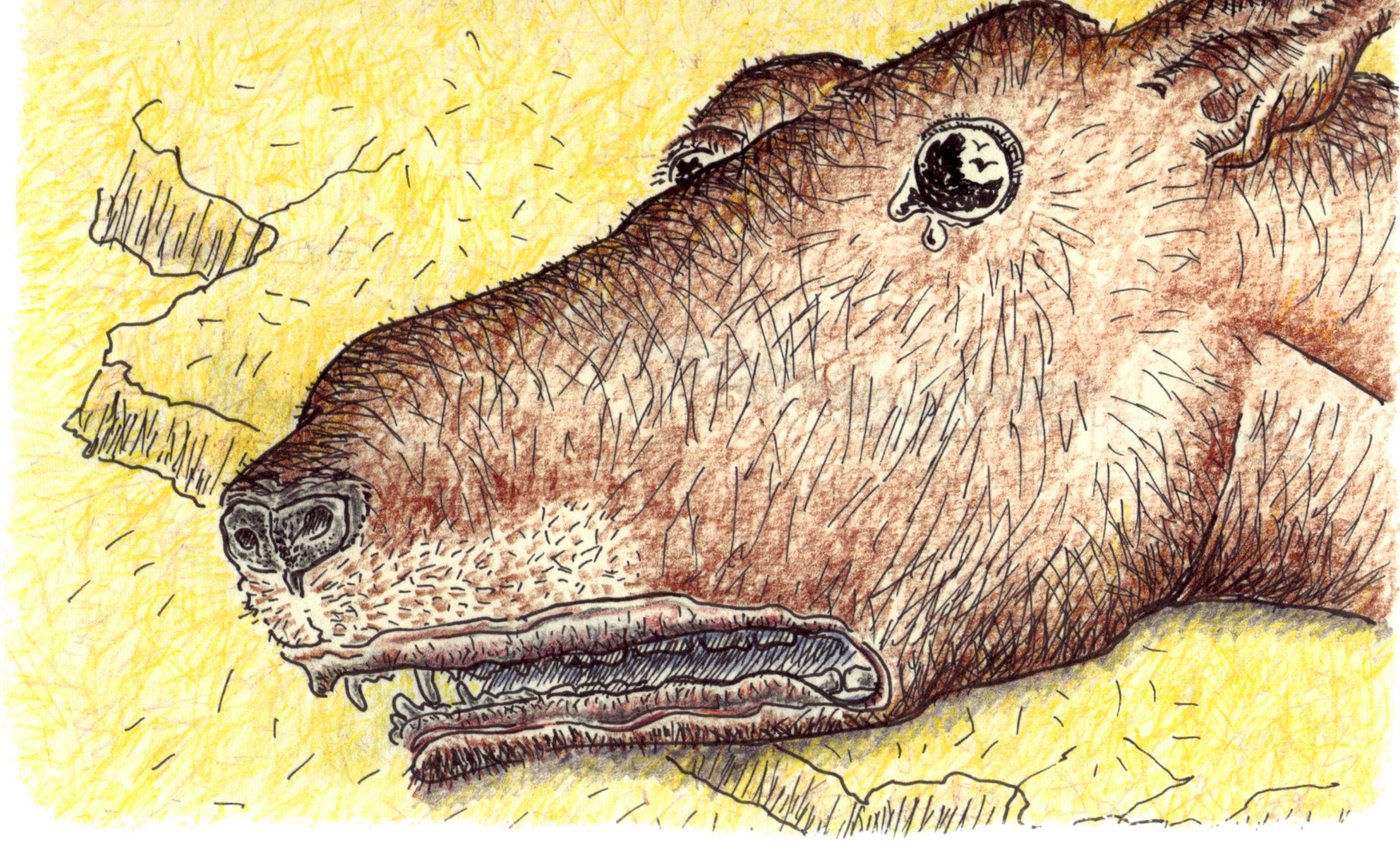

Será que ela já estava velha demais para caçar?

Seus olhos fecharam pesadamente e deixaram de vigiar os roedores. Já os urubus começaram a vigiar a cachorra com mais interesse.

Se pelo menos ela farejasse um preá... pode ser que ela realmente estivesse velha demais para caçar.
Afinal, o preá tinha escapado fácil fácil do seu ataque.
Seu amigo papagaio era bem velho também.
Onde ele estaria agora?

Se ela sentisse o cheiro bem forte de um preá...

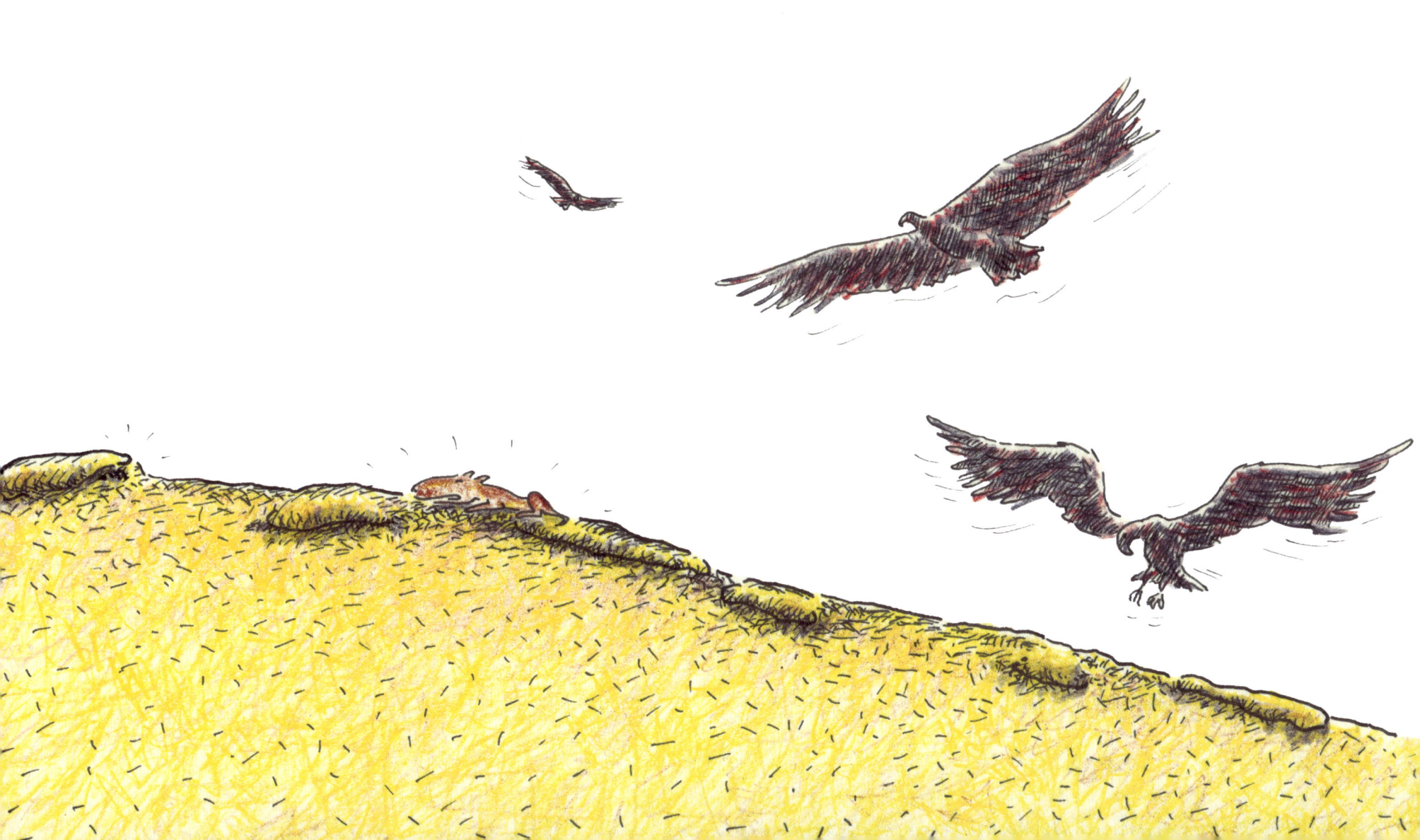

Ela era muito boa com cheiros.

Podia estar cansada. Mas andou o dia inteiro com sua família embaixo do sol e até conseguiu farejar algumas poças de água no barro, onde todos puderam, se não matar a sede, pelo menos renovar o ânimo para continuar em frente.

Ela era muito boa com cheiros.

Se ela sentisse o cheiro...

Baleia estava muito cansada e com sede.
Foi um dia difícil, e a caminhada, longa.
Muito sol, pouca ou nenhuma comida
e menos água ainda.

Sua família andou o dia todo...
a semana toda... era difícil lembrar...

Se ela sentisse...

Poderia...

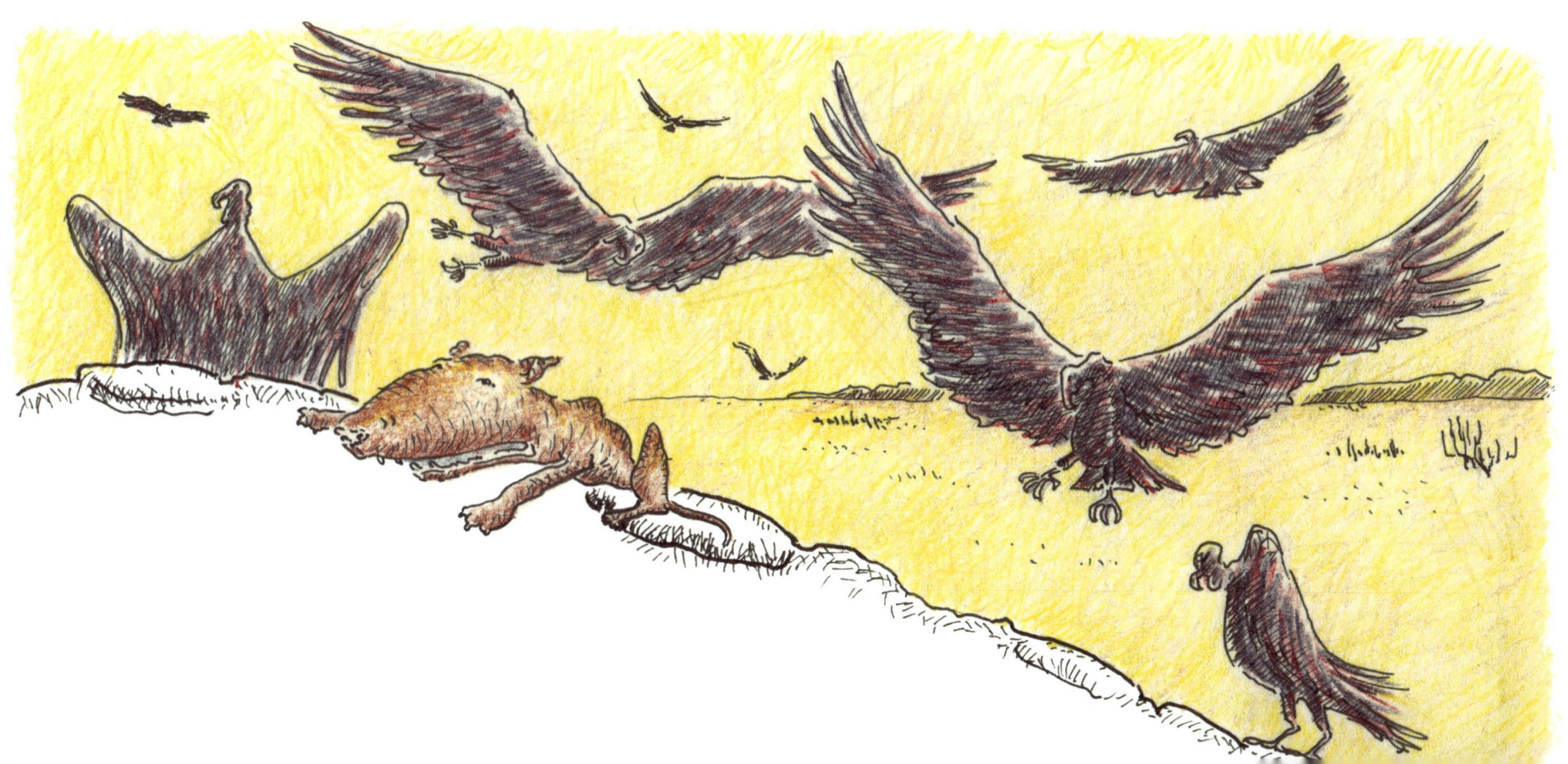

A cachorra agora parecia morta no alto do morro.

O corpo largado sobre o pedregulho banhado de sol.

Os urubus se preparavam.

Ao lado deles o céu, que permanecera absolutamente
azul durante todo o dia, começou a esboçar uma nuvem.

Mas os urubus não se importavam com nuvens, eles estavam
mais interessados no corpo imóvel que jazia em cima do morro.

A família se animou com a visão da nuvem.
Se ela se transformasse em chuva,
eles poderiam ter alguma esperança.

A cachorra deve ter sentido essa esperança
de sua família no ar, assim como sentiu
no ar aquele cheiro tão familiar.

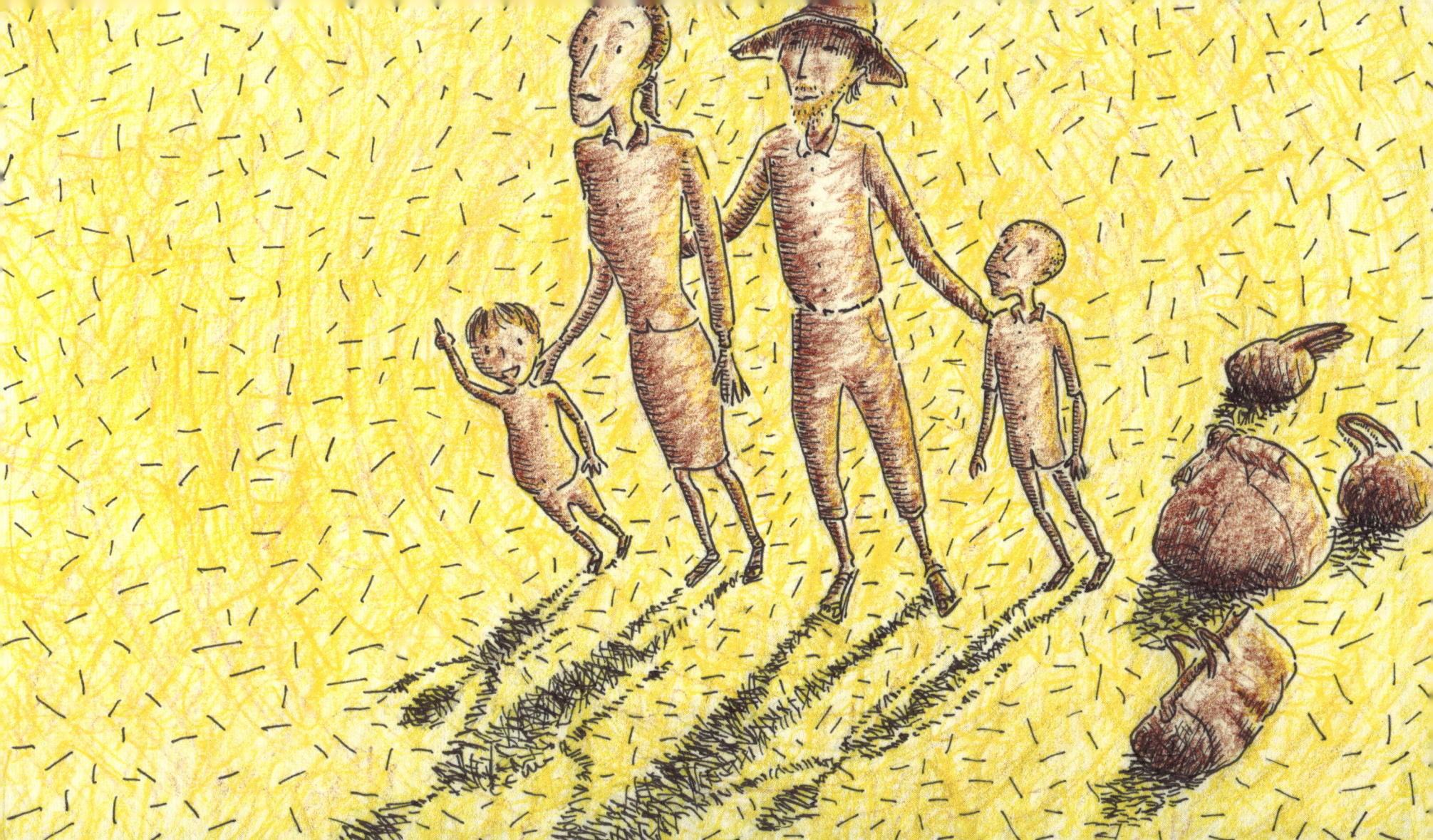

Antes que abrisse seus olhos, suas
pernas traseiras tensionaram-se e,
num movimento poderoso, suas garras,
firmemente apoiadas nos pedregulhos
do chão, impulsionaram seu corpo
alguns metros para frente com
grande velocidade e precisão.

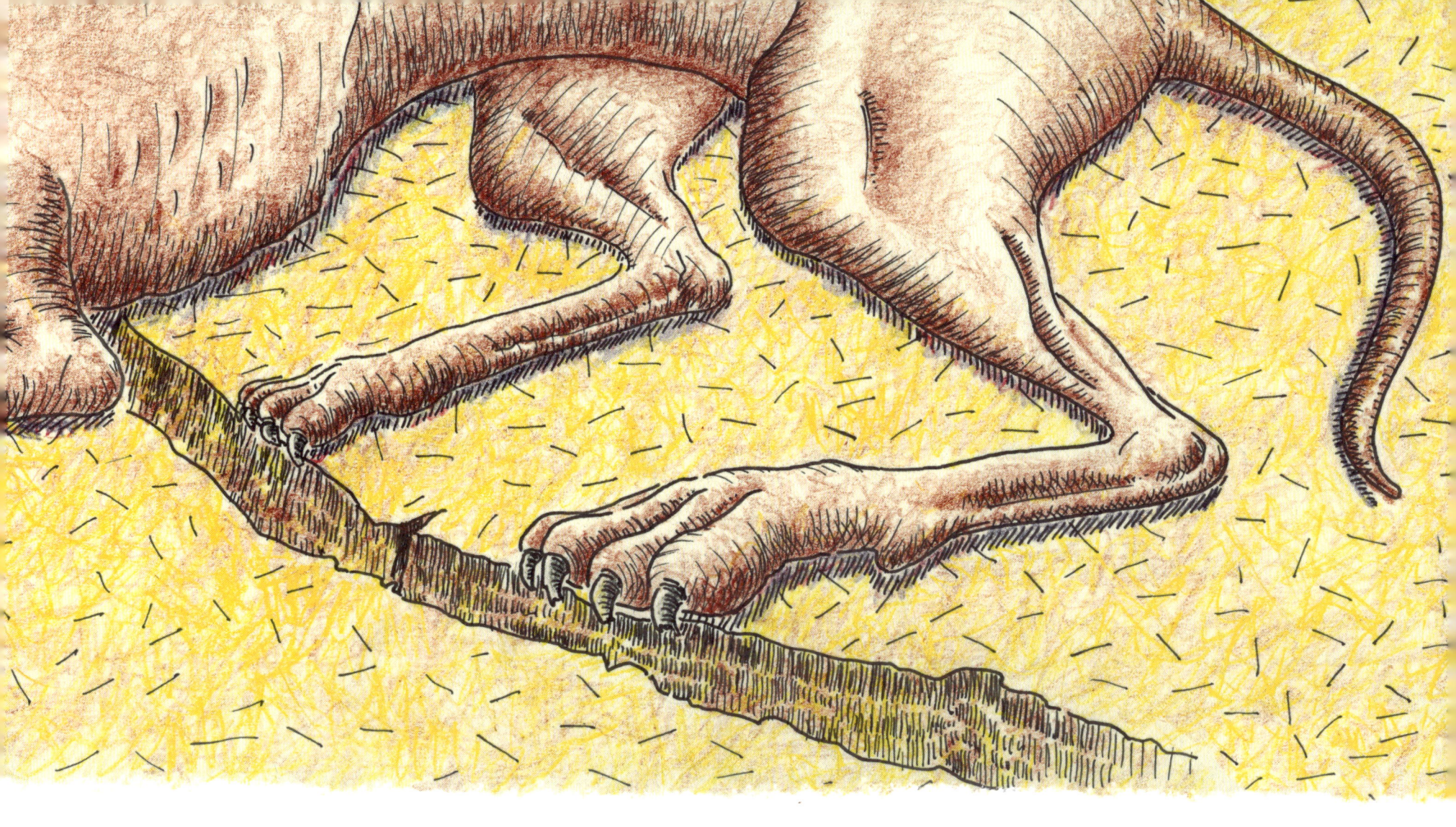

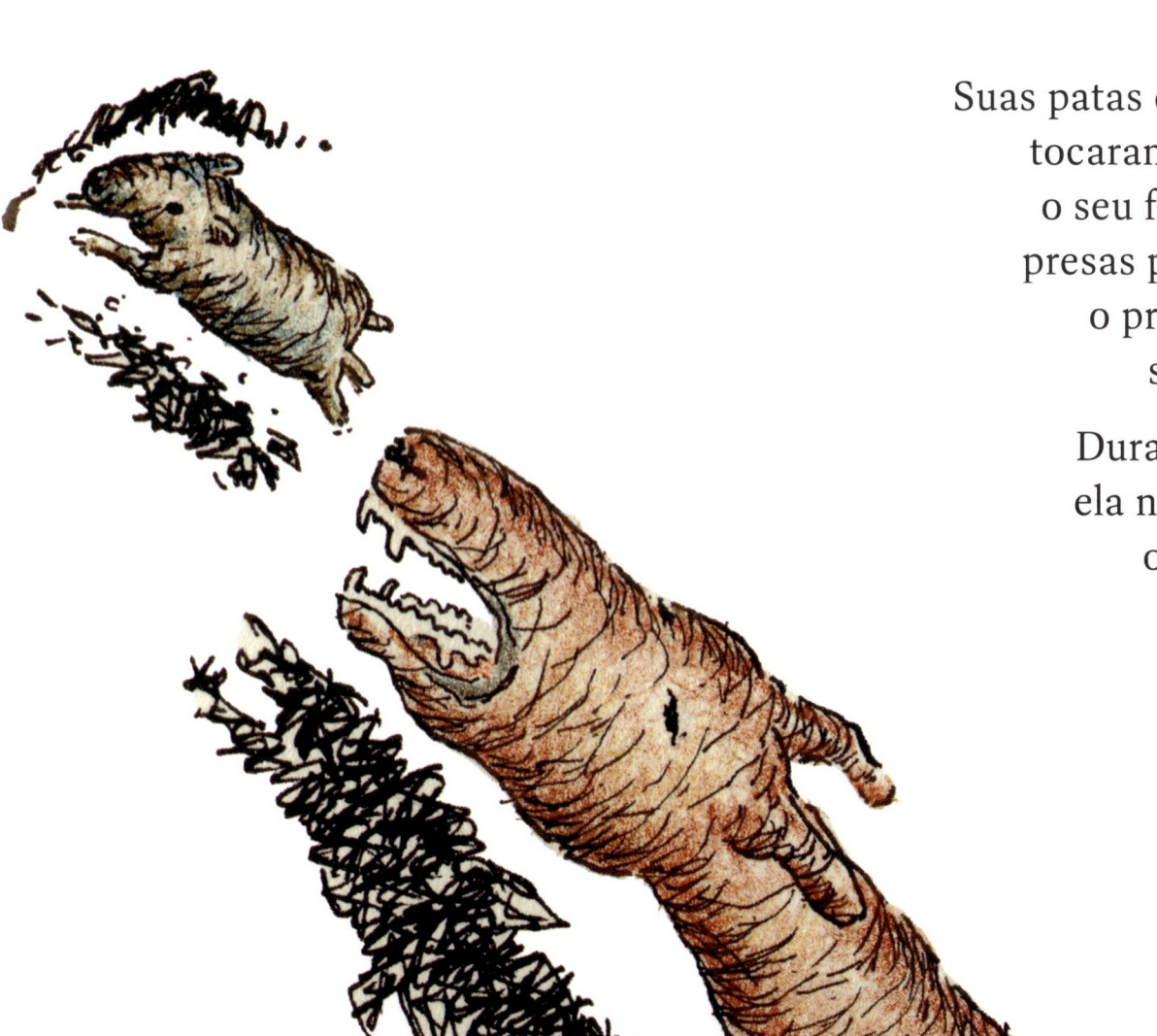

Suas patas dianteiras praticamente não tocaram no chão, somente guiaram o seu frágil corpo, orientando suas presas para que elas abocanhassem o preá, que já se preparava para sumir novamente no buraco.

Durante grande parte do ataque, ela nem ao menos estava com os olhos abertos e só conseguiu esse feito porque o seu faro era realmente muito bom.

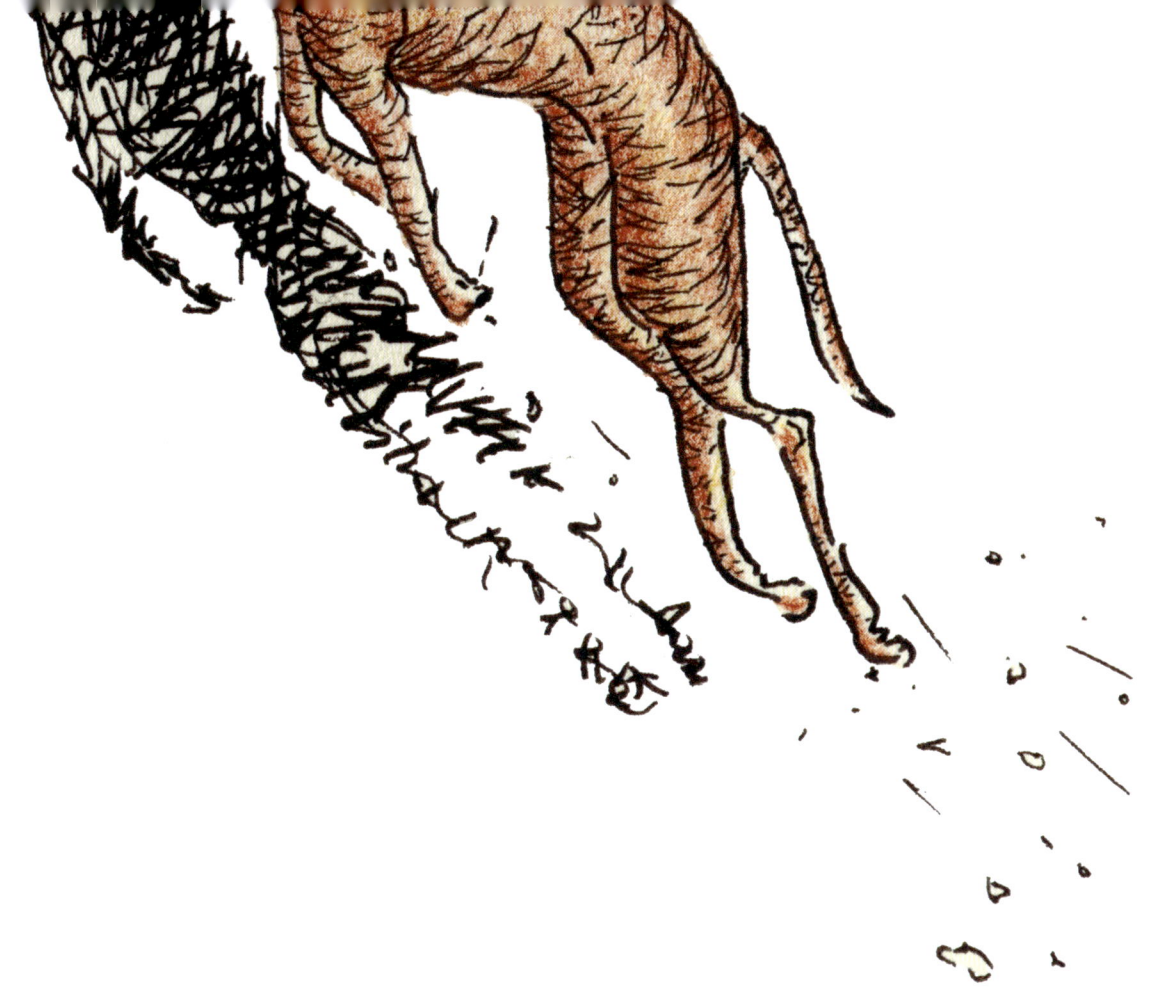

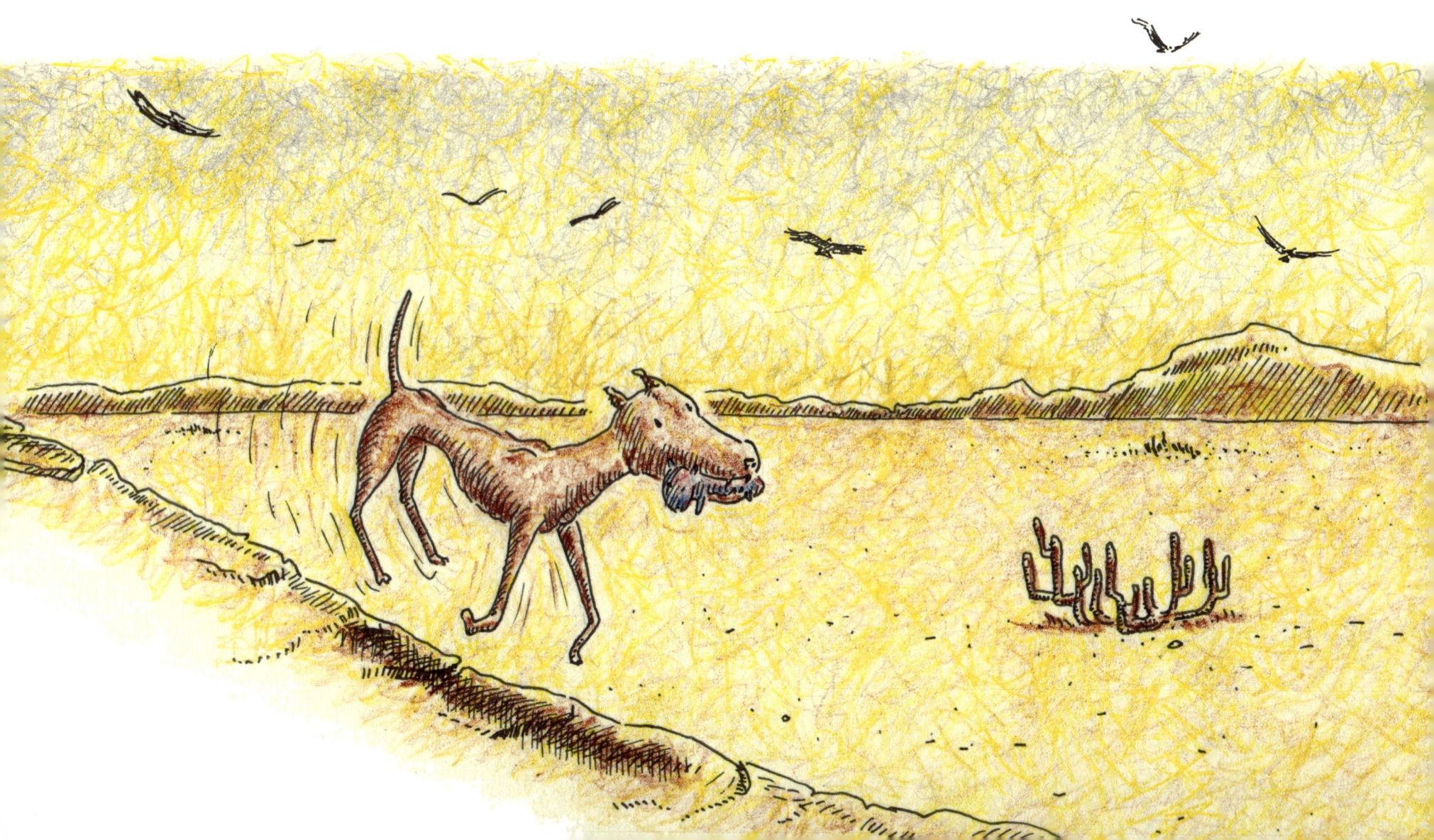

Baleia desceu do morro
orgulhosa com a sua presa entre
os dentes e foi recebida com gritos de alegria.

Aquela pequena refeição significava sobrevivência
para a sua família por pelo menos mais um dia.

Rapidamente improvisaram uma pequena fogueira,
e a cachorra aguardou ansiosa pela sua parte.

Todos fizeram a refeição juntos.

A cachorra sentia no ar o cheiro da chuva.
Fabiano, sinhá Vitória, os meninos e também
Baleia, cada um à sua maneira, sentiam.
E estavam alegres e esperançosos quanto
ao futuro.

Poucas palavras foram trocadas entre eles,
porque ninguém falava muito nessa família.

Depois de devorar a sua parte e antes de pegar
no sono, Baleia ainda se lembrou de seu amigo
papagaio. Por onde ele andaria?

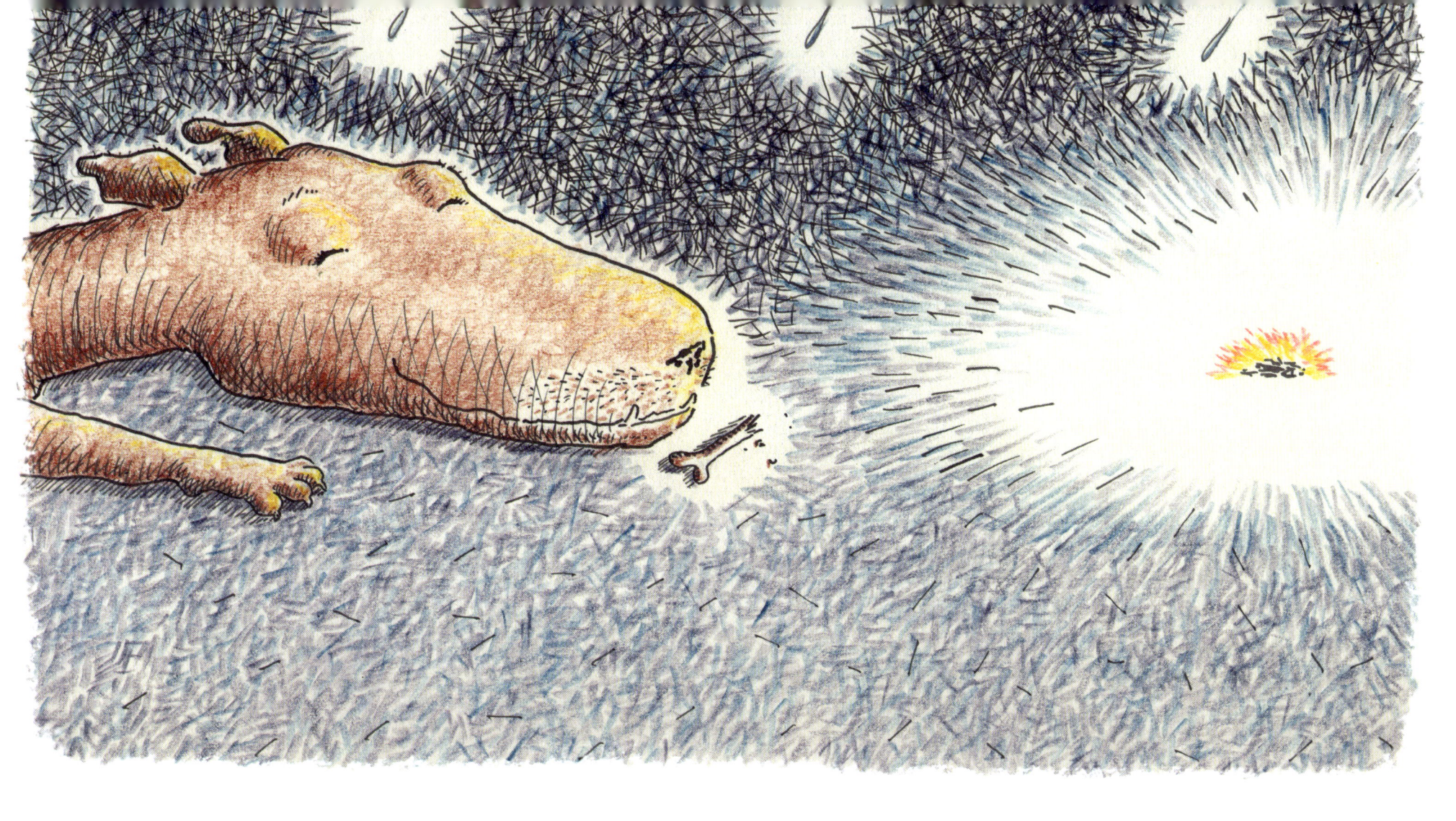

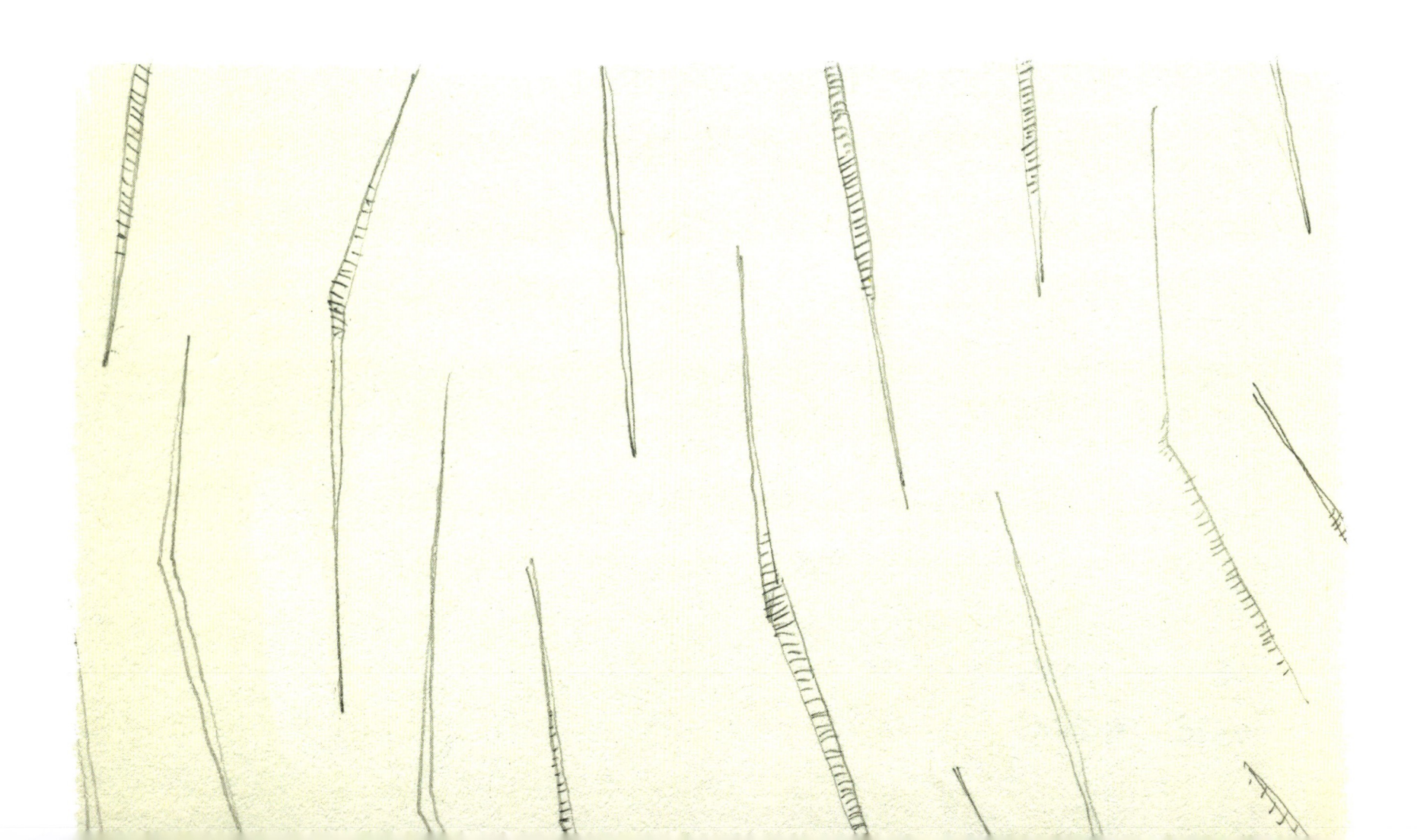

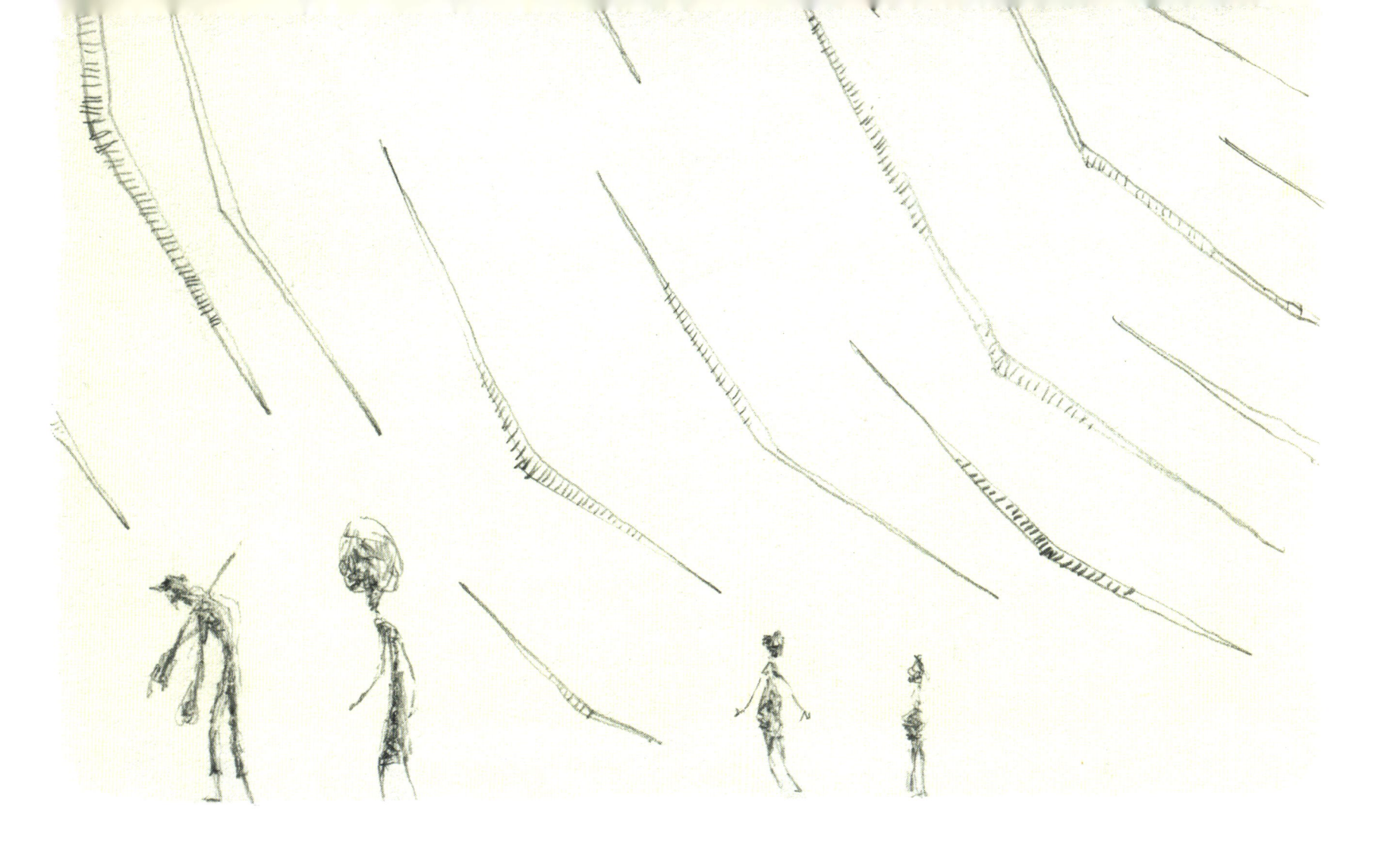

VIDAS SECAS

Publicado em 1938, *Vidas secas* é uma das obras-primas de Graciliano Ramos e um marco da literatura brasileira. O romance narra a vida de uma família de retirantes (Fabiano, sinhá Vitória, seus filhos e a cadela Baleia) que enfrentam a seca e a miséria no sertão nordestino. Por meio de uma linguagem direta e despojada, o autor retrata a luta diária dos personagens contra as adversidades da natureza e a indiferença social.

Antes de compor este que seria um dos maiores romances brasileiros, Graciliano escreveu um conto intitulado "Baleia", que foi publicado no suplemento literário de um jornal. A partir dos relatos de colegas escritores, Graciliano decidiu escrever um romance e incluir a história da cachorra Baleia como um dos capítulos do livro. Não por acaso, o capítulo dedicado à cachorra é o trecho de *Vidas secas* mais marcante para a maioria dos leitores.

Estruturado em capítulos curtos, mas profundos, *Vidas secas* aborda questões como a opressão social, a falta de perspectivas e a desumanização dos personagens, vítimas de um sistema cruel. Além de uma crítica a esse sistema, o romance permite a reflexão sobre a condição humana e a busca por dignidade em meio ao sofrimento.

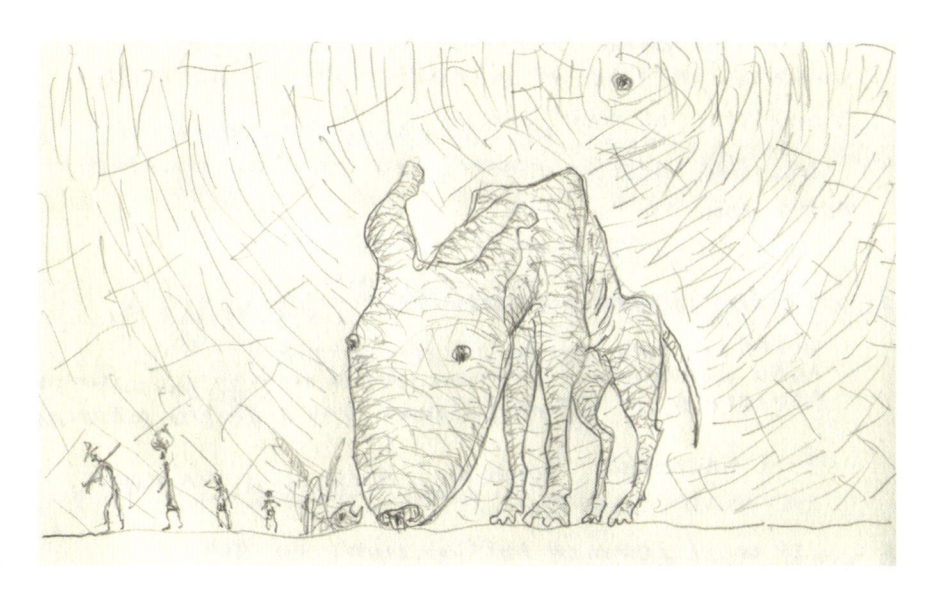

GRACILIANO RAMOS

Graciliano Ramos (1892-1953) foi um dos mais importantes escritores brasileiros do século XX, conhecido por suas obras que retratam a realidade social e a vida no Nordeste do Brasil. Nascido em Quebrangulo, no estado de Alagoas, ele teve uma infância marcada por dificuldades financeiras e pela morte precoce de seu pai.

Graciliano se formou em Direito, mas nunca exerceu a profissão, dedicando-se ao jornalismo e à literatura. Seu primeiro romance, *Caetés* (1933), já mostrava seu estilo incisivo e sua preocupação com questões sociais. Contudo, foi com a obra *Vidas secas* (1938) que ele consolidou sua escrita e sua fama.

Durante o primeiro governo ditatorial do presidente Getúlio Vargas, em 1936, ele enfrentou perseguições políticas e foi preso. O período que passou na prisão influenciou sua obra, tanto que a solidão e a opressão são temas recorrentes em sua literatura.

Além de *Vidas secas*, são obras significativas de sua autoria *São Bernardo* (1934) e *Angústia* (1936), que exploram a psique humana e as relações sociais. Graciliano é considerado um precursor do realismo crítico no Brasil. Sua escrita é marcada por uma prosa concisa e poderosa, refletindo seu olhar analítico sobre a sociedade.

44

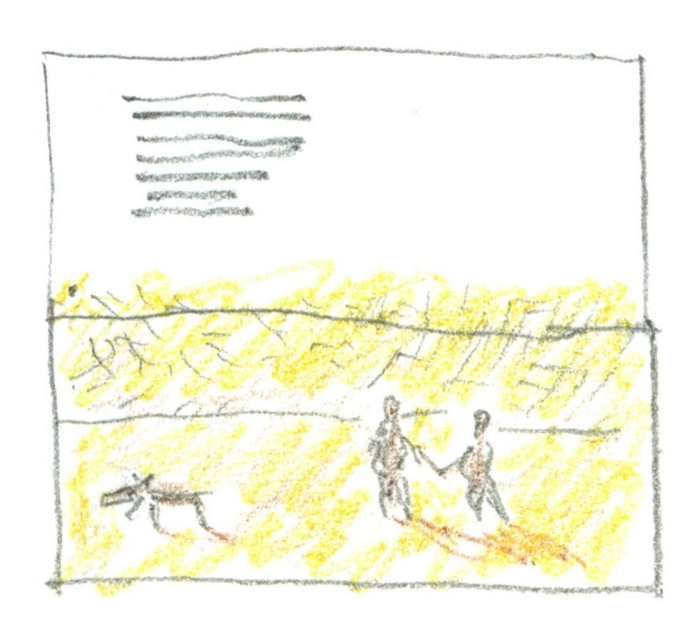

FERNANDOAPIRES

Gosto de desenhar gatos, cachorros, baleias... A primeira vez que li *Vidas secas* fiquei muito impressionado com a personagem Baleia.

Só o nome já chama a atenção. No meio do sertão, um clima muito seco, imaginar uma cachorrinha com o nome "Baleia"... Baleias atravessam oceanos! Inteiramente dentro da água. À primeira vista é muito diferente. "De onde o Graciliano Ramos tirou essa ideia?", eu pensei. Depois, tentei imaginar por que uma baleia atravessa oceanos. Pesquisei um pouco, pensei um pouco e entendi que ela usa o planeta como se fosse sua casa. Uma casa muito grande. Em um lugar ela se alimenta, em outro se reproduz, em outro descansa... A baleia-franca, por exemplo, se alimenta de krill, um pequeno crustáceo que vive em lugares frios, como a cozinha, mas tem que criar seus filhotes em oceanos de águas mais quentes e seguras, como o quarto.

Pensando assim, uma baleia não é muito diferente de Baleia, que atravessa o sertão com sua família para encontrar alimento, terras férteis e condições para sobreviver.

Não sei se foi esse o raciocínio de Graciliano Ramos ao dar o nome para Baleia. Com certeza foi algo mais poético. O que sei é que nas leituras seguintes de *Vidas secas* vi como esse personagem é gigante... outra coincidência com uma baleia. Impossível deixar de se emocionar com uma cachorrinha assim, que de dia cuida de sua família e de noite vive a sonhar com seus preás.

Para Kazue e Suemi

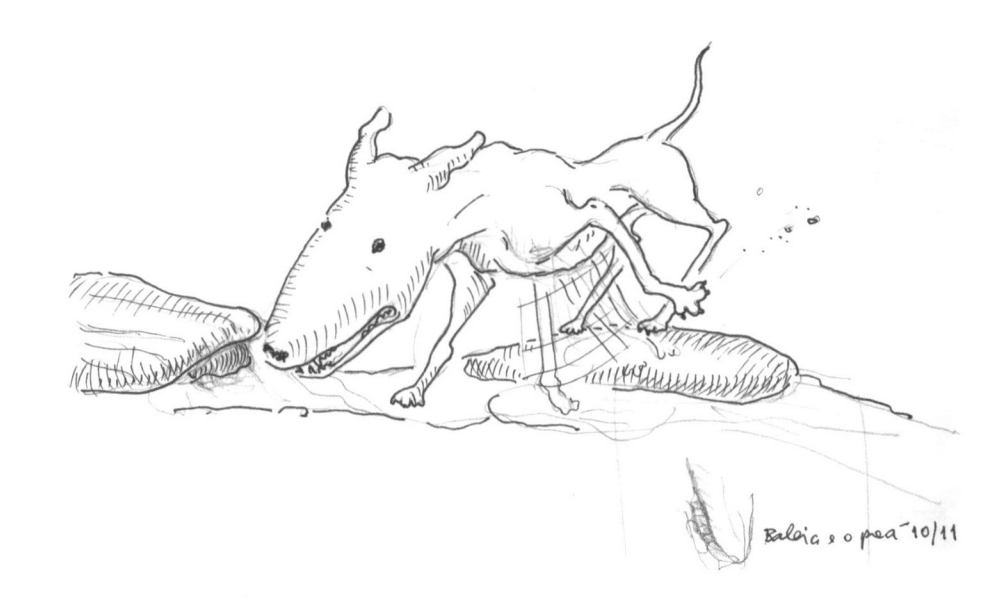

Agradeço à Débora Guterman, que percorreu comigo
um longo sertão até que esta história visse uma pequena nuvem.

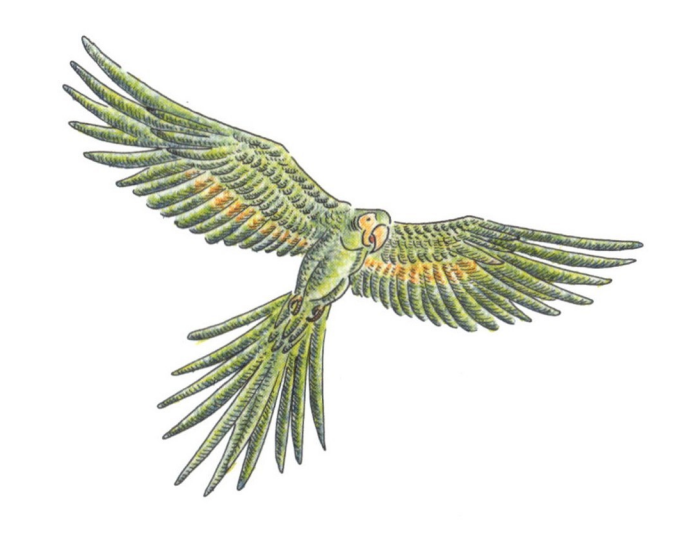

Este livro foi composto com a fonte Dashiell Text e
impresso em papel offset 150 g/m² pela gráfica Printi,
em dezembro de 2024, em dias de renovar as esperanças
e as pequenas, porém vitais, alegrias.